中医四小经典口袋书

《医学三字经》
白话解口袋书

张大明　编著

中原农民出版社
·郑州·

图书在版编目(CIP)数据

《医学三字经》白话解口袋书 / 张大明编著.—郑州:
中原农民出版社,2016.3(2024.6重印)
中医四小经典口袋书
ISBN 978 - 7 - 5542 - 1381 - 0

Ⅰ.①医… Ⅱ.①张… Ⅲ.①中医学-临床医学 ②《医学三字经》-译文 Ⅳ.①R24

中国版本图书馆 CIP 数据核字(2016)第 021749 号

《医学三字经》白话解口袋书
YIXUESANZIJING BAIHUAJIE KOUDAISHU

出版:中原农民出版社
地址:河南省郑州市经五路 66 号   邮编:450002
网址:http://www.zynm.com   电话:0371 - 65751257
发行:全国新华书店
承印:河南省环发印务有限公司

投稿邮箱:zynmpress@sina.com
医卫博客:http://blog.sina.com.cn/zynmcbs
策划编辑电话:0371 - 65788653   邮购热线:0371 - 65724 66

开本:890mm×1240mm   1/64
印张:2.25
字数:46 千字
版次:2016 年 3 月第 1 版   印次:2024 年 6 月第 5 次印刷

书号:ISBN 978 - 7 - 5542 - 1381 - 0   定价:7.00 元
本书如有印装质量问题,由承印厂负责调换

前言

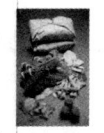

　　《医学三字经》是清代著名中医普及读物作家陈修园所著的中医学普及性著作。陈氏既是著名的普及读物作家,又是造诣精深的中医学家,对中医有着深刻的理解和全面的了解,故其文能深入浅出,通俗而不浅俗,持中而不偏颇,适于初学者学习。书中简要回顾了中医学的发展源流,介绍了常见疾病的病因病机、辨证治则及有效方药,内容完备而实用。全书用三字韵文附注的格式写成,经文言简意赅,整齐押韵,朗朗上口,易读易记;注文对经文加以解释,有助对经文的理解。所以此书自问世以来,一直是初学中医的良好入门书,成

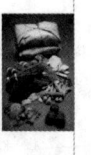

为中医蒙学读物之首,也是中医入门四小经典之首。

由于该书是以韵文与古文编写,现代初学者理解还是有一定困难,故参考原注,对经文加以白话简释,另外,书中提到的方子均在第一次出现处加有附方,以方便阅读。

张大明

2016 年 1 月

目录

医学三字经卷一

医学三字经卷二

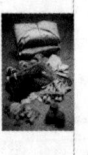

医学三字经卷一

医学源流第一

医之始　本岐黄

　　医学的起始,本自黄帝和岐伯所作的《黄帝内经》,书中以君臣问答的方式,论述阴阳五行、脏腑经络、病因病机、五运六气、治则治法等,奠定了中医学的理论基础。

灵枢作　素问详

　　《黄帝内经》十八卷是由《灵枢》九卷和《素问》九卷组成,详尽阐述了医学的道理。

难经出　更洋洋

　　战国时的扁鹊,写出《难经》八十一章,阐发补充《黄帝内经》,医学的内容就更为充实丰富了。

越汉季　有南阳

到了东汉末年,南阳人长沙太守张机(字仲景),著《伤寒杂病论》,奠定了中医临床基础,确立了辨证施治的原则。

六经辨　圣道彰

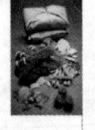

张仲景发展了《黄帝内经》的六经辨证,虽然他的方法本自神农、黄帝相传的经方,而他又加以发扬光大,集其大成。

伤寒著　金匮藏

张仲景所著的《伤寒杂病论》,后来在流传过程中分为《伤寒论》与《金匮要略》两书,医理体系严密,法度谨严。

垂方法　立津梁

张仲景是中医的圣人,他在辨证施治方面树立了典范。如同过河必须经过渡口或桥梁那样,学习中医必须由此学起。

李唐后　有千金

唐代的孙思邈著《备急千金要方》及《千金翼方》三十卷。虽然比不上张仲景的著作,但用意之奇,用药之巧,也自成一家。

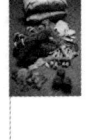

外台继　重医林

唐代的王焘撰写《外台秘要》四十卷,分一千一百四门,属于医学类书,内容丰富,为医学界所重视。

后作者　渐浸淫

唐代后医书逐渐增多,但都达不到前代

经典著作的学术水平。

红紫色　郑卫音

那些后世的医书水平不高，不可与经典著作相提并论，如同红紫之类杂色不可与正色相比，又好像郑国卫国的淫靡之乐难与周王室的雅乐相比。

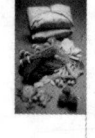

迫东垣　重脾胃

到了金元时期的李东垣，重视脾胃理论与实践，著有《脾胃论》，发展了脾胃学说。

温燥行　升清气

李东垣善于升脾胃清气，喜好运用苍术、白术、羌活、独活、木香、陈皮、葛根之类温燥药和风药。

虽未醇　亦足贵

李东垣的组方和用药特点是药味多而分量轻，未免不够纯正。但他重视脾胃内伤的理论值得推重。

若河间　专主火

金代的刘河间，认为火热在发病中独具重要性。

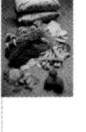

遵之经　断自我

刘河间的《素问玄机原病式》，是根据《素问》的理论而发挥，多以火热立论，颇有个人创见。

一二方　奇而妥

刘河间创制的一些方剂，如六一散、防风通圣散之类，虽然都是巧思出奇，而不脱离中医正宗。

丹溪出　罕与俦

元代朱丹溪，医术高超，同行人很少能与之匹敌，其立方用药要比诸多医家高出一格。

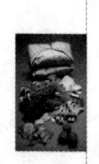

阴宜补　阳勿浮

《丹溪心法》以补阴法为主，以免阳气浮动——这是因为他认为"阳常有余，阴常不足"。

杂病法　四字求

丹溪治疗杂病，常是从气、血、痰、郁四者中寻求。气虚用四君子汤，血虚用四物汤，痰湿用二陈汤，郁病用越鞠丸。

若子和　主攻破

金代的张子和治病主张攻邪，认为病邪去除则正气自安，不可畏惧攻邪的副作用而姑息疾病。

病中良　勿太过

张子和的攻邪之法，运用恰当可收良效，然而需要注意在取得疗效之后及时中止，切不可攻邪过度，损耗正气。

四大家　声名噪

刘河间、张子和、李东垣、朱丹溪，都活动于金元时代，因为各自在学术上有突出的成就，被并称为金元四大家，名声极高。

必读书　错名号

李士材的《医宗必读》中四大家论，认为

其中的"张"为"张仲景",这是错误的。张仲景为医中之圣,其他三人不宜与其并列。

明以后　须酌量

明代以后的医书汗牛充栋,博览可以增广见识,而必须有所斟酌取舍。

详而备　王肯堂

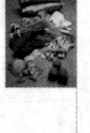

江苏金坛的王肯堂,著有《证治准绳》,内容丰富,可以作为备考之书。

薛氏按　说骑墙

明代薛己著有《薛氏医按》。治病多以四君子汤、六君子丸、逍遥散、归脾汤、六味地黄丸、肾气丸为主。他的论说或从张元素之论,或宗李东垣之意,游走于两家之间。

士材说　守其常

李士材著有《医宗必读》《士材三书》，虽然浅白通俗，却是谨守常法，适合初学者阅读。

景岳出　著新方

明代张景岳，化裁制定新方一百八十五首，分为补、和、攻、散、寒、热、固、因八阵。

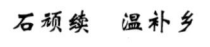

石顽续　温补乡

接着有张石顽著《张氏医通》，立论多从张景岳而来，也是以温补为主。

献可论　合二张

明代宁波赵献可，著有《医贯》，其要旨是重视命门水火学说，与张石顽、张景岳的看法相同。

诊脉法　濒湖昂

明代李时珍，号濒湖，著《本草纲目》五十二卷，并著有《濒湖脉学》，为脉学著作中之翘楚。

数子者　各一长。

以上所举医家，各有其所擅长，宜知其所长，有选择地学习。

揆诸古　亦荒唐。

而若是以《黄帝内经》《伤寒论》等古典医籍来衡量，有些医者对《黄帝内经》的理论未能遵从，学仲景的技法也不娴熟。

长沙室　尚彷徨

医家们虽然遥学仲景，然则达到升堂程度的不多，而能够入室者就更少了，多数人还在仲景室外彷徨。

惟韵伯　能宪章

唯有清代慈溪的柯琴（字韵伯），著《伤寒论注》《伤寒论翼》，校注《黄帝内经》，对弘扬仲景学说有较大功绩，并且《黄帝内经》的要旨也依靠他来彰显。

徐尤著　本喻昌

徐彬、尤怡二位医家对《金匮要略》研究深入，他们的注解对学习《金匮要略》很有帮助，而二人的学术都是本自喻昌。

大作者　推钱塘

弘扬医道的大作者，当推清朝钱塘医派的张志聪和高世栻。他们注解了《黄帝内经》《神农本草经》《伤寒论》《金匮要略》等书，表现出高超的才识。

取法上　得慈航

"取法乎上，仅得其中。"深入学习秦汉时期的中医经典著作，才是取法乎上，方能以慈悲之心救度患者脱离病痛。

中风第二

人百病　首中风

人患百病，首先要重视的是中风。中风常表现为口眼㖞斜，半身不遂，意识不清。

骤然得　八方通

中风病以骤然昏倒，不省人事为主症，常常兼有痰涌、瘈疭、偏枯等症状。风邪来自四面八方。

闭与脱　大不同

中风分为闭证和脱证。闭证表现为昏迷、牙关紧闭、两手紧握、肢体强直痉挛等。脱证表现为昏愦、目合口开、四肢松懈瘫软、手撒、肢冷、汗多、大小便失禁、鼻息低微等。

开邪闭　续命雄

治疗中风闭证，当以开闭为主，可用小续命汤发汗开表，或用三化汤催吐开里，或用稀涎散、涤痰汤开窍化痰。

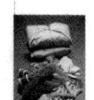

附方

小续命汤：麻黄　人参　黄芩　川芎白芍　炙甘草　杏仁　防己　桂枝　防风附子

三化汤：大黄　羌活　枳壳

稀涎散：巴豆　牙皂　明矾

涤痰汤：陈皮　半夏　茯苓　炙甘草

白术　苍术　竹沥　枳实　胆南星　竹茹

固气脱　参附功

治疗中风脱证，当先固守患者的正气。固守肾气可用参附汤，固摄脾气可用术附汤，固摄卫气可用芪附汤，固摄营气可用归附汤。若是正虚邪盛，则必遵标本并治的方法，用三生饮加人参。

附方

参附汤：人参　附子

三生饮：生乌头　生南星　生附子　木香　生姜

顾其名　思其义

顾名思义，病名"中风"，风来自四面八方，"中"是言于风邪自外入侵于内。其他的穿凿附会之说，都不可听从。

若舍风　非其治

既然此病名为中风，则不叫舍弃治疗中风的方法而用别的治法。

火气痰　三子备

火、气、痰，分别是刘河间、李东垣、朱丹溪三位医家对中风病因的认识。

不为中　名为类

所谓"中"，是自体外而侵入于体内。而火、气、痰三者既然不是外来之风，那么就不宜仍称为中风，所以时贤称为"类中风"。

合而言　小家伎

以上三位医家所言，都未能从整体上全面认识中风，不过是一家之见。

痱喎斜　昏仆地

中风多表现为突然昏倒，不省人事，不能语言，口眼喎斜。若见口张开、眼闭合，或眼珠上翻、两手撒开、遗尿、鼾睡、汗出如油等，多属不治之症。

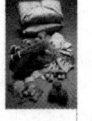

急救先　柔润次

中风初发，应以急救为先，病情稳定后，再用柔润熄风的方法，喻嘉言用加味六君子汤、资寿解语汤疗效较好。

附方

加味六君子汤：人参　白术　茯苓　半夏　陈皮　炙甘草　麦冬　附子　竹沥　生姜

资寿解语汤：防风　附子　天麻　酸枣仁　羚羊角　肉桂　羌活　甘草

填窍方　宗金匮

《黄帝内经》认为：人体孔窍空虚，易招邪气侵害。《金匮要略》中有侯氏黑散、风引汤，驱逐风邪兼填空窍。空窍不虚，则内而旧风邪不能容留，外而新风邪不再入侵。

附方

侯氏黑散：菊花　白术　防风　桔梗细辛　茯苓　牡蛎　人参　矾石　当归川芎　干姜　桂枝　黄芩

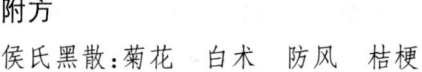

风引汤：大黄　干姜　龙骨　桂枝　甘草　牡蛎　寒水石　赤石脂　石膏　滑石紫石英　白石脂

虚痨第三

虚痨病　从何起

虚劳病是由什么引起的？咳嗽、吐血、

五心烦热、目花、耳鸣、口烂、鼻干、气急、食不知味、羸瘦、惊悸、梦中遗精、往来寒热、怠惰、嗜卧、疲倦、骨蒸发热、不寐、闭经等症，都可能形成虚劳病。

七情伤　上损是

七情过激内伤常可导致上部损伤。忧思劳伤心脾过度，影响手阳明大肠经和足阳明胃经，导致食少不化，二便异常，在女性可能导致经少甚至闭经，所发疾病隐曲难言。

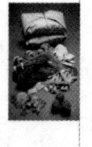

归脾汤　二阳旨

归脾汤的组成之意即反映了《黄帝内经》"二阳之病发心脾"的要旨，此方为调养心脾的方子，六味地黄丸为补益肾精的方子。也可并用两方兼调心肾。

附方

归脾汤：炙黄芪　人参　白术　酸枣仁

当归身　龙眼肉　茯神　木香　炙甘草
远志

六味地黄丸：熟地黄　山药　山茱萸
泽泻　牡丹皮　茯苓

下损由　房帏迷

下损的原因是由于性事过于频繁。损伤其阴精的次序是自下而上，一损肾、二损肝、三损脾，过于脾则难以治疗。

伤元阳　亏肾水

肾气是一身之元阳。元阳耗伤，常常表现为困倦、食少、便溏、腰痛、阳痿等症。肾水为一身之阴精，元阴亏损，常常出现蒸热、咳嗽、吐血、便血、遗精、喉痛、口疮、齿牙浮动等症。

肾水亏　六味拟

　　阴水亏损,要选六味地黄丸为主方来滋补肾水,张景岳的左归饮、左归丸也有其妙。其他如三才汤、八仙长寿丸、都气丸、天王补心丹等,也可选择服用。

　　附方

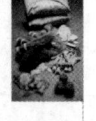

　　左归饮:熟地黄　山药　枸杞子　炙甘草　茯苓　山茱萸

　　左归丸:熟地黄　山药　山茱萸　菟丝子　枸杞子　川牛膝　鹿角胶　龟板胶

　　三才汤:人参　天冬　地黄

　　八仙长寿丸:生地黄　山茱萸　怀山药　白茯苓　牡丹皮　泽泻　麦冬　五味子　益智仁

　　都气丸:熟地黄　山药　山茱萸　泽泻　牡丹皮　茯苓　五味子

　　天王补心丹:酸枣仁　柏子仁　当归

天冬　麦冬　生地黄　人参　丹参　玄参
茯苓　五味子　远志　桔梗

元阳伤　八味使

　　元阳耗伤,常用八味地黄丸(《金匮要略》肾气丸)温补,张景岳右归饮、右归丸也是根据此方拟定。如果命门之火尚未衰微的,可以用还少丹代替,阳虚重者宜服近效白术汤。

　　附方

　　八味地黄丸:附子　桂枝　熟地黄　山茱萸　怀山药　牡丹皮　茯苓　泽泻

　　右归饮:熟地黄　山药　山茱萸　枸杞子　甘草　杜仲　肉桂　制附子

　　右归丸:熟地黄　山药　山茱萸　枸杞子　杜仲　菟丝子　附子　肉桂　当归　鹿角胶

　　还少丹:熟地黄　枸杞子　山茱萸　肉

苁蓉　巴戟天　小茴香　杜仲　怀牛膝
楮实子　茯苓　山药　大枣　远志　五味
子　人参

各医书　伐止此

各医书中,温肾阳滋肾阴的方法也不过
如此。

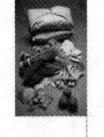

甘药调　回生理

运用甘味药调理,可以恢复健康。扁鹊
主张:"针灸与服药不能治疗的,可以用甘味
药来调理。"张仲景继承了这一方法。

建中汤　金匮轨

小建中汤及加黄芪、加人参、加当归、加
白术等汤,都是意在迅速建立中气,使饮食
增加而使血旺精生,以补充真阴的不足。此
方只是用甘药的本味,而不用酸辛苦咸之

类——这是张仲景在《金匮要略》中示范的方法。

附方

小建中汤：生白芍　桂枝　饴糖　炙甘草　生姜　大枣

薯蓣丸　风气猼

《金匮要略》中的薯蓣丸可治虚痨病各种不足，使风气消除。

附方

薯蓣丸：薯蓣　当归　桂枝　神曲　干地黄　豆黄卷　甘草　人参　阿胶　川芎　劳　芍药　白术　麦冬　杏仁　防风　柴胡　桔梗　茯苓　干姜　白蔹　大枣

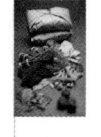

䗪虫丸　干血已

《金匮要略》的大黄䗪虫丸，可以治疗五痨诸伤，对外有肌肤甲错，内有干血的干血瘰疬疗效很好。

附方

大黄䗪虫丸：大黄　黄芩　甘草　桃仁　杏仁　芍药　干漆　干地黄　虻虫　水蛭　蛴螬　䗪虫

二神方　能起死

以上二首神方，能够起死回生。正如尤在泾所言：风气不祛除，那么足以伤害正气而生长不荣，当选薯蓣丸为主方；干血不消去，则足以妨碍新血生成而灌溉不周，宜以大黄䗪虫丸为良药。

咳嗽第四

气上呛　咳嗽生

肺气上逆，导致咳嗽的发生。五脏六腑的病变都可以影响到肺而导致咳嗽，咳嗽既不限于肺,也离不开肺。

肺最重　胃非轻

肺的病变在咳嗽病因中最为重要,而与胃的病变关系也不可轻视。胃中水谷之气,如果不能上蒸奉肺,继而输布于其他脏腑,而只是留滞在胃中,则常随热气而化为痰,随寒气而化为饮。胃中既然被痰饮所凝滞,那么输向肺的必然是浊气,浊气干肺,成为多种咳嗽的病因。

肺如钟　撞则鸣

肺为清轻之脏,只能接受自然界的正气,受不得外来之邪气;只能接受脏腑的清气,受不得脏腑的病气。肺在五行属金,譬如铸钟,邪气、病气好比钟锤,两者都可以将它撞响。

风寒入　外撞鸣

风寒入侵于肺,多会引发咳嗽,好比钟受到撞击而鸣响——这是外来邪气所导致。

痨损积　内撞鸣

痨、损、积伤肺也会引发咳嗽,好比钟受到撞击而鸣响——这是内生邪气导致。若是失治误治,以至于发展到咳嗽失音,那就好像钟体破裂而响声改变。

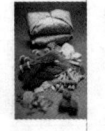

谁治外　六安行

六安煎组方之意浅显明白,用药平稳,可治疗外感咳嗽。

附方

六安煎:半夏　陈皮　茯苓　甘草　杏仁　白芥子　生姜

谁治内　虚劳程

治疗内伤咳嗽宜参考治疗虚劳的方法,选择对症的方剂。如果是房劳伤精,则强肾补精;是思郁伤脾,则健脾养神。

挟水气　小龙平

肺寒咳嗽痰多而清稀如水的,可用小青龙汤温肺化饮。此方可祛风散寒,解肌逐水,利肺暖肾,除痰定喘,攘外安内。

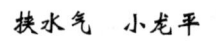

附方

小青龙汤:半夏　干姜　细辛　麻黄肉桂　芍药　甘草　五味子

兼郁火　小柴清

咳嗽兼有郁火的,用小柴胡汤去人参、大枣、生姜,加干姜、五味子清火止咳。

附方

加减小柴胡汤：柴胡　半夏　黄芩　炙
甘草　干姜　五味子

姜细味　一齐烹

干姜、细辛、五味子三味药，是张仲景治
疗咳嗽的要药。治疗咳嗽主方小青龙汤中
的诸味药，都可以减去，唯有细辛、干姜、五
味子始终保留。

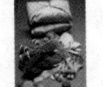

长沙法　细而精

张仲景治疗咳嗽的方法详细而精当，应
当牢固掌握。

疟疾第五

疟为病　属少阳

疟疾属于少阳经病变的范围，症状特征

是寒热交替,反复出现。

寒与热　若回翔

疟疾的寒热发作有固定时间,或半天一发,或一天一发,或隔天一发,或三天一发,如同鸟飞来飞去。

日一发　亦无伤

邪气轻浅的一日一发,邪气深重的则二日一发。

三日作　势猖狂

疟疾三日一发的,称为"三阴疟",这种疟疾邪气留恋不去,难以治愈。

治之法　小柴方

治疗疟疾可用治少阳病的小柴胡汤,清解少阳经邪气。在疟疾初起时,减去人参,加青皮理气。

附方

小柴胡汤：柴胡　人参　黄芩　甘草
生姜　半夏　大枣

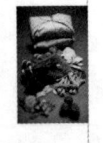

热偏盛　加清凉

如果热邪偏盛，小柴胡汤中加知母、天
花粉、石膏、黄连之类，随具体病情选用。

寒偏重　加桂姜

如果寒邪偏重，可加干姜、桂枝，寒重的
可加附子、肉桂。

邪气盛　去参良

热邪偏盛发热者，可用小柴胡汤去人
参，加桂枝。服药后喝热粥，盖上被子使患
者微微出汗。

常山入　力倍强

在小柴胡汤内加入常山,可使药效明显增强。

大虚者　独参汤

体虚的人患疟疾久久不愈,当大补元气,以人参、生姜水煎,在五更服有极好的疗效。家贫的患者,可用白术代替人参;热邪偏盛的患者,可用当归代替人参。

附方

独参汤:人参

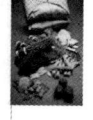

单寒牝　理中匡

单是恶寒而不发热的疟疾称为"牝疟",适宜用附子理中汤加柴胡治疗。

附方

理中汤:人参　白术　干姜　甘草

单热瘴　白虎详

单是发热而不恶寒的疟疾称为"瘴疟"，先发热后恶寒的疟疾称为"热疟"，两者都适宜用白虎汤加桂枝治疗。也可用六味汤（六味地黄丸改汤剂）加柴胡、芍药治疗。

附方

白虎汤：石膏　知母　甘草　粳米

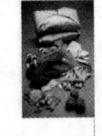

六味地黄丸：地黄　山药　山茱萸　泽泻　茯苓　牡丹皮

法外法　辨微茫

以上都是前代医家的成法。此外更是法外有法，但要细加辨证后再运用。

消阴翳　制阳光

以辛热药治疗寒证，而寒反加重，那么这类寒证就不是外感寒证，而是内在真阳不足的虚寒,治疗的方法就应该是扶助肾中真阳,以消除阴翳。以苦寒药治疗热证,而热反加重,则不是有余的实热,而是真阴不足的虚热,对此应当滋补肾水,以制约阳热。

太仆注　慎勿忘

以上王太仆关于消阴制阳的注解,实为千古不刊之论。久疟不愈,多用此类方法收到疗效。

痢症第六

湿热伤　赤白痢

湿热之邪壅于肠腑,肠道传导失常,则发生痢疾。便下脓血秽浊,其中血多色红,是为赤痢;白冻多色白,是为白痢。痢疾还有里急后重,腹痛欲便不便等症。

热胜湿　赤痢渍

胃为多气多血之腑，如果热重于湿，热伤胃的血分，多发为赤痢。

湿胜热　白痢坚

反之，如果湿重于热，损伤胃的气分，则多发为白痢。赤白相半，则为气血两伤。

调行箴　须切记

活血行血，则下痢脓血自可治愈；行气调气，则里急后重自可去除。此四句为治初发痢疾的箴言，必须切记。

芍药汤　热盛饵

芍药汤调气行血清热，适宜于治疗热证。

附方

芍药汤：白芍　当归　黄连　黄芩　肉桂　槟榔　木香　甘草　大黄　厚朴　枳壳　青皮

平胃加　寒湿试

平胃散加味（如加干姜、泽泻、猪苓、木香等）适于治疗寒湿泻痢初起的患者，久病不愈，可送服香连丸以化湿行气。

附方

平胃散：苍术　厚朴　陈皮　甘草

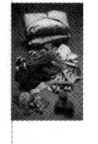

热不休　死不治

痢疾发热不止的，病情危险，不易治疗。

痢门方　皆所忌

凡是痢症初起即发热，如果用辛温发散的治法调和营卫使外邪解除，痢疾亦随之而去。若一概认为是热盛,开始下手就用治疗痢疾的套方,常常会引邪内陷,病情加剧。那些治疗痢疾的套方,都要忌用。

桂葛投　鼓邪出

痢疾若是兼有头痛、发热、恶寒,有汗宜用桂枝汤,无汗宜用葛根汤,逐邪外出,然后再治疗痢疾。

附方

桂枝汤:桂枝　　白芍　　甘草　　生姜　　大枣

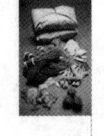

葛根汤:葛根　　麻黄　　桂枝　　芍药　　甘草　　生姜　　大枣

外疏通　内畅遂

经过发汗疏通外表后,在内的邪气外出就通畅了。

嘉言书　独得秘

喻嘉言在《医门法律》中,对痢疾的议论甚是透彻,独得治痢之秘。

寓意存　补金匮

喻嘉言在《寓意草》中,论述了对痢疾的治疗,例如麻黄附子细辛汤及人参败毒散等医案,能够补充《金匮要略》所未论及者。

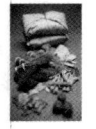

附方

麻黄附子细辛汤:麻黄　附子　细辛

人参败毒散:羌活　独活　前胡　柴胡川芎　枳壳　茯苓　桔梗　人参　甘草

心腹痛胸痹第七

心胃疼　有九种

心前区及胃脘部的疼痛有九种,其中的

真心痛病情凶险,预后不良。

辨虚实　明轻重

对于这么多种心痛,要详辨虚实,明其轻重。虚证喜按,进食后可以停止,脉虚无力;实证则进食加重,脉实有力。

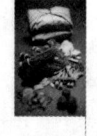

痛不通　气血壅

发生疼痛的原因多是由于气血壅滞不通。

通不痛　调和奉

气血通畅调和则不痛,治疗疼痛宜用通法。而通的方法各有不同,针对不同情况或调气或调血或温补,都可达到通而不痛的效果,对通法的理解不能过于狭隘。

一虫痛　乌梅圆

第一是蛔虫作痛,特点是时痛时止,唇舌上可见白花点,进食后愈加疼痛。宜用乌梅丸安蛔止痛。

附方

乌梅丸:乌梅　细辛　干姜　当归　黄连　附子　川椒　桂枝　人参　黄柏

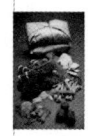

二注痛　苏合研

第二是注痛,多由精神突然受到刺激而发病,脉忽大忽小,两手脉搏不一致,可用苏合香丸研碎化开灌服。

附方

苏合香丸:白术　青木香　犀角　香附　朱砂　诃子　檀香　安息香　沉香　麝香　丁香　荜拨　苏合香油　熏陆香　冰片

三气痛　香苏专

第三是气痛,多由于情志过于激动,导致气滞作痛。香苏饮是这类疼痛的专方,可加延胡索理气止痛。七气汤的效果也很好,还可以用百合、乌药水煎服。

附方

香苏饮:香附　苏叶　陈皮　甘草

七气汤:半夏　厚朴　茯苓　紫苏叶

四血痛　失笑先

第四是瘀血作痛,疼痛的特点是痛如刀割,或有积块,脉行滞涩,大便色黑,宜用桃仁承气汤、失笑散之类化瘀止痛。

附方

失笑散:五灵脂　蒲黄

桃仁承气汤:桂枝　桃仁　大黄　芒硝
甘草

五悸痛　妙香诠

第五为悸痛，属于虚性疼痛，隐痛时发，喜揉喜按，进食可以缓解或停止，脉虚。宜用妙香散或理中汤，加肉桂、木香治疗。

附方

妙香散：怀山药　茯苓　茯神　龙骨
远志　人参　桔梗　木香　甘草　麝香
朱砂

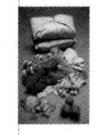

六食痛　平胃煎

第六种是食痛，由伤食引发，胃脘撑胀，嗳腐吞酸，用平胃散加山楂、谷芽。新近伤食，以吐法为正治法；伤食日久，则以泻下为正治法。如果伤于酒，再加葛根、砂仁。

七饮痛　二陈咽

第七是饮痛，由水饮停滞胃肠引发，时

时吐清水，或胁下有水声。用二陈汤加白术、泽泻。重者暂用十枣汤之类的峻下逐水剂，水去则停。

附方

二陈汤：陈皮　半夏　茯苓　炙甘草

十枣汤：大戟　芫花　甘遂（大枣十枚煎汤送服）

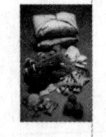

八冷痛　理中全

第八是冷痛，由阳虚引发，常常兼有身凉，脉细弱等，宜理中汤加附子、肉桂。兼有呕吐的，可服吴茱萸汤。

附方

附子理中汤：附子　白术　干姜　人参　甘草

吴茱萸汤：吴茱萸　人参　大枣　生姜

九热痛　金铃痊

第九是热痛，兼有身热、脉数、口热等，用金铃子散。如热较重，用黄连、栀子之类，加生姜汁治疗。

附方

金铃子散：金铃子　延胡索

腹中痛　照诸篇

对于多种腹痛，应根据疼痛的部位，参照张仲景《金匮要略》诸篇所述的治法分别治疗。

金匮法　可回天

《金匮要略》对腹痛的论述治法，可以起死回生。

诸方论　要拳拳

对于《金匮要略》中治疗腹痛的方子，要记牢勿忘。如腹满痛而下利者，属于虚证。呕吐泄泻腹痛，是为太阴证，宜用理中汤温阳止痛。腹中肠鸣，疼痛急迫，呕吐，为寒气作痛，宜用附子粳米汤。胸部胀满痛而大便不通，属于实证。其中不发热的，适宜用厚朴三物汤行气通便，专攻其里；兼有发热的，宜于用厚朴七物汤解表而兼通里。大便不通而痛，疼痛牵及两胁，发热，脉紧弦者，宜于用大黄附子汤温下并行。若是围绕肚脐疼痛，称为寒疝，乌头煎作用峻猛，不敢遽然使用，而当归生姜羊肉汤有养血补虚止痛之妙，不可不知。

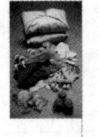

附方

附子粳米汤：附子　半夏　炙甘草　粳米　大枣

厚朴三物汤：厚朴　大黄　枳实

厚朴七物汤：厚朴　大黄　枳实　桂枝
甘草　生姜　大枣

大黄附子汤：大黄　附子　细辛

当归生姜羊肉汤：当归　生姜　羊肉

又胸痹　非偶然

胸痹的发生不是偶然的,胸部是人身空旷之区,如果痰浊、瘀血等阴邪侵占胸部,妨碍血液运行,可以导致心脉闭阻而发病。

薤白酒　妙转旋

《金匮要略》中的栝蒌薤白白酒汤或加半夏或加枳实、薤白桂枝汤之类,辛温通阳泄浊,有扭转病情的妙用。

附方

栝蒌薤白白酒汤：栝蒌(栝楼)　薤白
白酒

虚寒者　建中填

如果心胸虚寒，疼痛很重，呕吐，不能饮食，寒气上冲，腹部有块状物突起，疼痛不可触碰，宜用大建中汤温阳补虚兼以行气。

附方

大建中汤：川椒　干姜　人参

隔食反胃第八

隔食病　津液干

隔食病是食物不能下咽，如物阻隔，津液干枯是隔食病的根源。

胃脘闭　谷食难

胃脘狭窄，水饮尚可下行，食物难以下咽。

时贤法　左归餐

时贤赵养葵用大剂八味汤(六味地黄丸改汤剂)为主治疗。高鼓峰仿赵养葵之法用六味加生地黄、当归为主治疗。杨乘六用左归饮去茯苓,加当归、生地黄治疗。

胃阴展　贲门宽

治疗噎膈,宜专治胃。只有使胃阴充足,在上的贲门宽展,食物容易下咽;在下的幽门、阑门滋润,二便通畅,而噎膈一症才可治愈。

启膈饮　理一般

启膈饮也是按通常医理,取和胃养阴之意。此方开泄肺气的郁闭,左归饮类方解救肾水之枯涸,二方一阴一阳,从不同角度发挥作用。

附方

启膈饮：川贝母　沙参　丹参　川郁金
干荷蒂　砂仁壳　杵头糠　茯苓　石菖蒲

推至理　冲脉干

若是深究噎膈发病机制，多是冲脉之气
逆而上行所导致。

大半夏　加蜜安

仲景用大半夏汤抑降冲脉的上逆，其中
白蜜滋润阳明之枯燥，人参益气生津，用甘
澜水煎药，是取其下行之势。

附方

大半夏汤：人参　半夏

金匮秘　仔细看

《金匮要略》治病中的深意，要细细研
读。

若反胃　实可叹

反胃病是吃下的食物过一段时间又会吐出，实在令人可叹。

朝暮吐　分别看

胃反病是早晨的饭晚上吐出，头晚的饭翌日早晨吐出，与隔食病的吃下即吐出不一样，属于两种不同的病症，应该分别用药治疗。

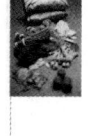

乏火化　属虚寒

胃反病的原因在于中焦、下焦阳虚火微，不能消化食物，故食入复出，属于虚寒证。

吴萸饮　独附丸

吴茱萸汤、独附丸之类的温热剂可以治

疗胃反。其中吴茱萸汤镇肝逆气,再配入甘温药,可使肝脾谐调。

附方

独附丸:大附子

六君类　俱神丹

六君子汤加姜附及附子理中汤之类,温中焦及下焦阳气,都是治疗胃反的良药。

附方

六君子汤:人参　白术　茯苓　半夏陈皮　炙甘草

气喘第九

喘促症　治分门

对于喘促,应该辨别不同病机而分门别类地治疗。

鲁莽辈　只贞元

　　那些鲁莽之辈，只知道用贞元饮治疗。而贞元饮只是治疗血虚而气无所附的方子，不是急救的方子。如果遇到元气欲脱，气急上逆的病症，只用贞元饮治疗效果不佳。

附方

　　贞元饮：熟地黄　当归身　炙甘草

阴霾盛　龙雷奔

　　喘症多属痰饮为病。饮为阴邪，应当选择温燥药治疗，好比只有艳阳当空，阴霾才能消散。若用地黄之类的滋腻阴柔之药，再助长阴寒，肾中龙雷之火为阴寒所逼，更是浮散于外了。

实喘者　痰饮援

喘症中的实证，多是外而感受风寒不解，内有痰饮而为内援，两者结合，则咳嗽加重而发为喘症。

葶苈饮　十枣汤

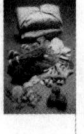

对于实证喘促，可以用葶苈大枣泻肺汤为主治疗。若是咳嗽气喘，水饮停在心下，两胁满痛者，用十枣汤攻逐水饮。

附方

葶苈大枣泻肺汤：葶苈子　大枣

青龙辈　撤其藩

大小两青龙汤既能解表，兼能化饮，是治内外合邪的对症之方，可以将风寒，水饮一并祛除，如同撤去了藩篱。

附方

大青龙汤：麻黄　桂枝　炙甘草　杏仁　石膏　生姜　大枣

虚喘者　补而温

虚喘多表现为气促不能接续，脉虚细无力。治疗虚喘，温补二字宜于结合。或者用温法，以温法作为补法；或者用补法，以补法作为温法。

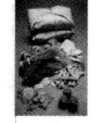

桂苓类　肾气论

张仲景在《金匮要略》"痰饮咳嗽病脉证并治"篇曰：呼吸气短，内有水饮的，宜于从小便排出，偏于脾虚的用苓桂术甘汤为主治疗，偏于肾虚的用《金匮要略》肾气丸为主治疗。

附方

苓桂术甘汤：茯苓　白术　桂枝　炙甘

草

平冲逆 泄奔豚

平降冲逆之气,宜用小半夏加茯苓汤温化痰饮,和胃降气。奔豚症初起,初觉肚脐下动悸,久则上逆冲心,宜用茯苓桂枝甘草大枣汤。

附方

小半夏加茯苓汤:半夏 生姜 茯苓

茯苓桂枝甘草大枣汤:茯苓 桂枝 炙甘草 大枣

真武剂 治其源

喘症的症状主要表现在肺,而其发病根源在于肾。所以温补肾阳的真武汤,是治喘病根源的主方。

附方

真武汤:茯苓 芍药 生姜 白术 附

子

金水母　主诸坤

肺属金而主上，肾属水而主下，虚喘是肺肾关系失调的危重病，治病当求其本。位于肺肾之间的是脾土，土为金之母，金为水之母，对于危笃的喘症，必须以调理脾胃为主。

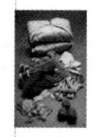

六君子　妙难言

调理脾胃的六君子汤加五味子、干姜、北细辛，是治疗喘症的神剂。面目浮肿，加杏仁；面热如醉，加大黄。

他标剂　忘本根

其他治标方剂，如苏子降气汤、定喘汤及沉香黑铅丹等，忽视了喘症的根本。

附方

苏子降气汤：紫苏子　前胡　当归　半夏　陈皮　厚朴　沉香　炙甘草

定喘汤：白果　麻黄　紫苏子　款冬花　杏仁　桑白皮　黄芩　半夏

黑锡丹：沉香　附子　胡芦巴　肉桂　小茴香　补骨脂　肉豆蔻　木香　金铃子　硫黄　黑铅

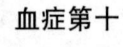

血症第十

血之道　化中焦

血液是脾胃接受水谷的精气，变化为红色而生成。

本冲任　中溉浇

血液的分布循行，一部分随冲脉与任脉而灌流于各条经络，如水之灌溉。

温肌腠　外逍遥

另一部分散行于人体表面,充养皮肤和肌肉,这是血行的正常状态。

六淫逼　经道摇

如果六淫干扰,血液则不能正常地循行在脉道中。

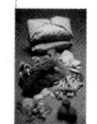

宜表散　麻芍条

对于外感导致的出血,宜用解表发散的疗法,可用麻黄人参芍药汤。

附方

麻黄人参芍药汤:桂枝　麻黄　黄芪　炙甘草　白芍　人参　麦冬　五味子　当归

七情病　溢如潮

内伤七情，五志过激则化火，火妄动则血液随火而溢，势如潮涌。

引导法　草姜调

对出血可用引血归经法，甘草干姜汤疗效如神，或加五味子。火盛者，加干桑皮、小麦。

附方

甘草干姜汤：甘草　干姜

温摄法　理中超

用温中固摄法治疗出血，以理中汤加木香、当归煎服为佳。

凉泻法　令瘀消

对于火势较盛，脉洪有力，属于热迫血

行的,应当选用寒凉之剂清热止血。《金匮要略》中的泻心汤,大黄用量一倍于黄芩、黄连,这是用寒药止血行瘀的治法。侧柏叶汤治吐血不止,是用温药以止血行瘀的治法。二方可称为仲景止血化瘀方剂中一温一寒的对子。

附方

泻心汤:大黄　黄连　黄芩

侧柏叶汤:生侧柏叶　干姜　艾叶

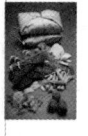

赤豆散　下血标

大便前下血为近血,《金匮要略》用当归赤小豆散治疗。

附方

赤小豆散:赤小豆　当归

若黄土　实超超

张仲景《金匮要略》里的黄土汤,实在是

治疗各种出血的好方子。

附方

黄土汤：灶心黄土　生地黄　黄芩　甘草　阿胶　白术　附子

一切血　此方饶

黄土汤温暖脾土，又寒热兼用，互佐互制，不独是治疗便后下血的方子，凡是吐血、衄血、便血、尿血、血崩及血痢久不止，都可以应用黄土汤随证加味治疗。

水肿第十一

水肿病　有阴阳

对水肿当先分为阴水与阳水。

便清利　阴水殃

阴水表现为小便通利色清。口不渴，属

于寒盛。

便短缩　阳水伤

阳水表现为小便短少黄赤、口渴,属于热盛。

五皮饮　元化方

用五皮饮治疗水肿,属于以皮治皮的治法,不损伤中气。五皮饮出自华元化《中藏经》。

附方

五皮饮:大腹皮　桑白皮　茯苓皮　陈皮　生姜皮

阳水盛　加通防

属于阳水壅盛的,五皮饮加木通、防己、赤小豆之类,以增强利水之力。

61

阴水盛　加桂姜

属于阴水过盛的,五皮饮加干姜、肉桂、附子之类,以温阳化水。

知实肿　萝枳商

若是水肿且脉实有力,确认属于实肿无疑的,可加萝卜子、枳实之类理气消肿。

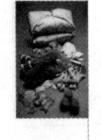

知虚肿　参术良

若是患者年老体弱,水肿逐渐形成,脉虚弱无力,确认为阴水的,可加人参、白术之类,益气健脾制水。

兼喘促　真武汤

若是患者水肿严重、小便不利、并且兼有气喘、尺脉虚的,多属于脾肾阳虚,宜于用真武汤暖脾温肾行水,并可与温化太阳之气的桂苓甘术汤交替服用。

附方

桂苓甘术汤：桂枝　茯苓　甘草　白术

从俗好　别低昂

以上各种治水肿的方法，皆不脱离通用套方。然而如果用之得当，也可以救人。

五水辨　金匮详

《金匮要略》中详细辨别了五种水肿：因外感风邪而成为水肿的，称为风水。水肿由于外感而形成，而其水邪已渗入皮肤中的，称为皮水。由于肺脾肾三脏失调而形成水肿，并非由于外感风邪引发的，称为正水。因为阴邪水气太多沉聚于下而形成水肿的，称为石水。水肿伤及心脏而有郁热，汗出色黄沾衣的，称为黄汗。

补天手　十二方

　　《金匮要略》及《外台秘要》中有治疗水肿的十二首方子,疗效卓著,犹如补天之手。这些方子是:越婢汤、防己茯苓汤、越婢加白术汤、甘草麻黄汤、麻黄附子汤、杏子汤、蒲灰散、芪芍桂酒汤、桂枝加黄芪汤、桂甘姜枣麻辛附子汤、枳术汤及附方中的《外台秘要》防己黄芪汤。

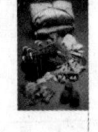

　　附方

　　越婢汤:麻黄　石膏　甘草　生姜　大枣

　　防己茯苓汤:防己　桂枝　黄芪　茯苓　炙甘草

　　越婢加白术汤:麻黄　石膏　甘草　生姜　大枣　白术

　　甘草麻黄汤:甘草　麻黄

　　麻黄附子汤:麻黄　甘草　附子

杏子汤：(原书方缺)

蒲灰散：蒲灰　滑石

芪芍桂酒汤：黄芪　芍药　桂枝　苦酒

桂枝加黄芪汤：桂枝　芍药　生姜　甘草　黄芪　大枣

桂甘姜枣麻辛附子汤：桂枝　生姜　甘草　麻黄　细辛　附子　大枣

枳术汤：白术　枳实

防己黄芪汤：防己　甘草　白术　黄芪

肩斯道　勿炎凉

凡肩负医学重任的医者，要以治病救人为己任，不要随世俗浮沉。

医学三字经卷二

胀满蛊胀第十二(水肿参看)

胀为病　辨实虚

对于腹胀，要辨别虚实。如果不辨虚实，治虚证误用攻法，则损伤正气；对实证误用补法，则助长邪气。

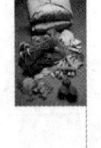

气骤滞　七气疏

骤然发病的，多是气滞作胀，可用七气汤疏通滞气。

满拒按　七物祛

腹胀疼痛压痛明显，抗拒按压的，宜用《金匮要略》的厚朴七物汤。解表兼攻里，祛除实邪。

胀闭痛　三物锄

腹胀满而疼痛，如果大便不通，宜用《金匮要略》中的厚朴三物汤，行气中兼荡涤实邪，以锄其病根。

以上所言为实胀的治法。

若虚胀　且踌躇

若是虚胀，必须仔细辨证，反复考虑，不可轻易下药。

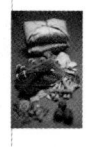

中央健　四旁如

如果中焦脾胃健运，其他脏腑也可通畅如常。正如喻嘉言所言：掌握中央以运行四旁。此为千古格言。

参竺典　大地舆

佛经也认为土地承载万物，参考此可悟

到治胀的源头在于调脾胃。

单腹胀　实难除

单腹胀是四肢不肿而单是腹部胀大如鼓的胀病，难以消除。

山风卦　指南车

《周易》卦象中山风蛊卦中所含肝木克脾土之意，可以指导腹胀的治疗。

易中旨　费居诸

若要理解《易经》中的要旨，需要花费较长的时间。

暑症第十三

伤暑症　动静商

伤暑是夏月多发的病症，或在活动状态

下所得,或在静止状态下所得,要区别对待。

动而得　热为殃

　　在活动状态下,如在烈日下长途行走、劳作而得的暑症,是由于过热而得。症状多表现为身热如焚,面垢,身体困倦,口渴,脉洪而弱。

六一散　白虎汤

　　对于此类暑症,大多可用六一散治疗。如果暑邪耗伤元气,大汗不止,可用白虎汤加人参,以生津固表止汗。若是暑邪挟湿,身热足冷,可以再加苍术祛湿。

　　附方

　　六一散:滑石　甘草

静而得　起贪凉

　　在静止状态下发生的暑症,是患者多处

于高屋深室,过于贪凉,感受了阴暑之气。

恶寒象　热逾常

在静止状态下而得的暑症,恶寒的症状与伤寒相近,而发热程度比伤寒加倍。

心烦辨　切莫忘

这种暑症恶寒虽然同于伤寒,但是暑症心烦,伤寒不烦,以此区别,而且伤寒脉实有力,伤暑者脉虚无力。

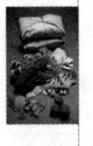

香薷饮　有专长

香薷发汗利水,是治暑症的专药,香薷饮治疗暑症有其专长。

附方

香薷饮:甘草　厚朴　扁豆　香薷

大顺散　从症方

大顺散可治疗暑天畏热贪凉而成的暑病,但它不是专门治暑病的方子,属于根据症状用药的方子。

附方

大顺散:干姜　甘草　杏仁　肉桂

生脉散　久服康

夏季宜于常服生脉散益气生津。

附方

生脉散:人参　麦冬　五味子

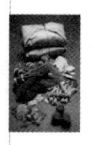

东垣法　防气伤

暑邪易于耗伤元气,用药宜以补益为主,李东垣的清暑益气汤疗效较好。

附方

清暑益气汤:炙黄芪　人参　白术　苍

术　青皮　　陈皮　　麦冬　　猪苓　　黄柏　　干

葛　泽泻　　神曲　　炙甘草　五味子　升麻

当归身

杂说起　道弗彰

如果杂说兴起了，而先圣仲景的正道反不为所知了。对于行医的人，不可不熟记仲景之道。

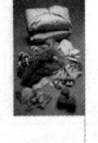

若精蕴　祖仲师

若要学习治暑症的精义奥蕴，当读仲景《伤寒论》的有关条文及《金匮要略》"痉湿暍病脉证并治"篇中的内容。

太阳病　旨在兹

太阳病的要旨，在《金匮要略》"痉湿暍病脉证并治"篇中。

经脉辨　标本歧

对于太阳中暑,要辨别在经在脉,标本寒热,如果标本经脉全病,应当在治疗标病的同时兼顾本病。如果妄用发汗和攻下法,或施以温针,那就是误治了。

临证辨　法外思

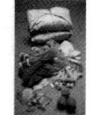

临证辨治中暑,可以不拘于治暑常法,在法外选方,如可借用麻杏石甘汤治中暑头痛、汗出、气喘、口渴之类的外证;借用黄连阿胶鸡子黄汤,治疗心烦不得卧之类的内证。至于柴胡类、栀子类、承气类等方子,都可以根据症状选用。如张仲景说:口渴的予猪苓汤。又说:瘀热在里的,用麻黄连翘赤小豆汤,育阴利湿。对此类巧用法外之法的范例,要真正明白其中的奥妙,在于个人的领会。

附方

麻杏石甘汤：麻黄　杏仁　石膏　甘草

黄连阿胶鸡子黄汤：黄连　阿胶　鸡子黄　白芍

猪苓汤：茯苓　猪苓　滑石　阿胶　泽泻

麻黄连翘赤小豆汤：麻黄　连翘　赤小豆

方两出　大神奇

仲景治疗暑病有两首方子，分别治疗暑热与暑湿，疗效神奇。如脏腑偏阳多火，暑邪即寓于火之中，表现为汗出而烦渴，仲景有白虎加人参的治法。如为脏腑偏阴多湿，暑邪即伏于湿之内，表现为身热、疼重、脉微弱。属于暑病兼湿，用一物瓜蒂汤治疗，使其水去而湿无所依，也可解暑。

附方

一物瓜蒂汤：瓜蒂

泄泻第十四

湿气胜　五泻成

湿邪过盛，形成五种泄泻。

胃苓散　厥功宏

胃苓散暖脾、平胃、利水，是治疗泄泻的主要方子。

附方

胃苓散：苍术　白术　厚朴　桂枝　陈皮　泽泻　猪苓　炙甘草　茯苓

湿而冷　萸附行

如果兼有寒，胃苓散加吴茱萸、附子之类温中散寒；若是腹痛，加木香。

湿而热　连苓程

如果兼有热，胃苓散加黄芩、黄连清热燥湿；如果热邪重，去桂枝加葛根。

湿挟积　曲楂迎

兼有食积，加山楂、神曲消积化食；若兼酒积，加葛根解酒消积。

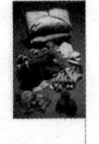

虚兼湿　参附苓

如果是阳气虚而兼湿邪，胃苓散加人参、附子之类温阳益气。

脾肾泻　近天明

接近天明时腹泻的，属于脾肾阳虚。

四神服　勿纷更

治疗脾肾泻可用四神丸加白术、人参、

干姜、附子、茯苓、罂粟壳之类制成丸剂,久服方才有效,不要频繁更换方子。

附方

四神丸:补骨脂　肉豆蔻　吴茱萸　五味子　大枣　生姜

恒法外　内经精

如果按照以上通常的治法而不能愈者,宜再寻求《黄帝内经》中的精义。

肠脏说　得其情

《黄帝内经》中关于肠热脏寒,肠寒脏热的论述,说明了脏腑寒热与泄泻的关系。

泻心类　特丁宁

张仲景的几首泻心汤寒热并用,所以适合用来治疗肠热脏寒,肠寒脏热之类寒热错杂的泄泻。

眩晕第十五

眩晕症　皆属肝

眩晕的发生，多与肝的病变相关。

肝风木　相火干

肝属厥阴，为风木之脏，容易被相火干扰。

风火动　两动抟

肝风相火都属阳主动，两者相互作用，引发眩晕。

头旋转　眼纷繁

眩晕的症状是头晕如坐车船，旋转不定，昏花缭乱。

虚痰火　各分观

关于眩晕的病因，仲景主张是痰饮导致。朱丹溪尊崇刘河间的学术，认为没有痰没有火则不发生眩晕。《黄帝内经》认为肾虚髓海不足则头脑晕转，耳鸣。

究其指　总一般

各家对眩晕的见解可以说是殊途同归，说眩晕属虚的，是指其发病的根本；说眩晕属实的，是述其发病的现象，彼此并不矛盾。

痰火亢　大黄安

眩晕表现为痰火亢盛的，寸脉滑利，按之更觉坚实有力的，是为上实之证。丹溪治疗此证取大黄一味，酒炒三遍，打为粉末，以茶水调服。

附方

一味大黄散：大黄

上虚甚　鹿茸餐

若是寸脉虽大，而按之即散漫无力，上虚之证明显，宜饮鹿茸酒。或用补中益气汤及芪术膏之类。钩藤、天麻、菊花之类都可作为治疗头痛的使药。

附方

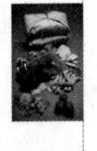

鹿茸酒：鹿茸　麝香

欲下取　求其端

有的眩晕是因为下焦肾肝不足而发生，想要治疗此类眩晕，必须寻其源头，补养肝肾——此为古人的"上病下取"法，好比想让花叶茂盛，就要灌溉根部。

左归饮　正元丹

左归饮加肉从蓉、川芎、细辛补养肝肾甚是有效,正元丹的疗效也很好。

附方

加味左归饮:熟地黄　山茱萸　怀山药　茯苓　枸杞子　细辛　炙甘草　川芎　肉苁蓉

正元丹:人参　黄芪　山药　白术　茯苓　甘草

呕哕吐第十六(呃逆附)

呕吐哕　皆属胃

呕、吐、哕、呃逆都与胃的病变相关。呕,吐水不吐食;吐,吐食不吐水;既吐食又吐水,食水并出合称呕吐。哕是口中有秽浊之味,引发干呕,有声无物。呃逆,是胃中气逆,上冲有声,声短促而频繁。

二陈加　时医贵

运用二陈汤加味治疗呕吐等病,是时下医生所推崇的。倍加生姜,可安胃降逆。呕吐属寒的,可加丁香、砂仁;若是兼有热,可加黄连、鲜竹茹、石斛之类。

玉函经　难仿佛

《金匮玉函经》医理高深,运用寒热攻补,有一定不移之法,一般人难于模仿。

小柴胡　少阳谓

寒热往来而呕吐,属于少阳病的,可用小柴胡汤治疗。

吴茱萸　平酸味

吴茱萸汤治阳明病欲呕,又治少阴证呕

吐下利、手足逆冷、烦躁欲死，还可治干呕吐
涎沫的病症，这种病症的呕吐物，多有酸味。

食已吐　胃热沸

食后立即呕吐的，是因患者胃中素有积
热，进食后食热与胃热两热相冲如沸，食物
不得停留，旋即吐出。

黄草汤　下其气

大黄甘草汤顺降胃气，可以治疗食后即
吐。

附方

大黄甘草汤：大黄　甘草

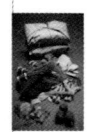

食不入　火堪畏

有些患者不能进食的原因，是由于胃火
过盛。

黄连汤　为经纬

黄连汤清胃火，可治胃热过盛。其他如进退黄连汤、干姜黄连黄芩人参汤、泻心汤也治呕，治疗胃热呕吐可参考这几首方剂的组方之意。

附方

进退黄连汤：黄连　干姜　人参　桂枝　半夏　大枣

干姜黄连黄芩人参汤：干姜　黄芩　黄连　人参

若呃逆　代赭汇

若是呃逆，可用旋覆代赭汤治疗。久病呃逆，是胃气将绝的征兆，用人参、干姜、附子、丁香、柿蒂等药。

附方

旋覆代赭汤：旋覆花　半夏　人参　代

赭石　炙甘草　生姜　大枣

癫狂病第十七

重阳狂　重阴癫

阳气过重易发生狂病,阴气过甚易发为癫病。两者同为精神疾病,可以相互转化,不可截然分开,故常癫狂并称。

静阴象　动阳宣

静为阴的征象,动是阳的表现。癫病的患者笑哭无规律,语言颠倒,常处于安静状态。狂病的患者詈骂不避亲疏,往往躁动不安。

狂多实　痰宜蠲

狂病多属于实证,痰浊上蒙心窍,治疗当蠲除顽痰,用滚痰丸加乌梅、朱砂治疗。

生铁落饮、当归承气汤的疗效也很好。

附方

滚痰丸：青礞石　沉香　川大黄　黄芩

生铁落饮：铁落　石膏　龙齿　茯苓
防风　玄参　秦艽

当归承气汤：当归　大黄　芒硝　枳实
厚朴　炙甘草

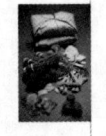

癫虚发　石补天

癫病属虚的，可用金石类药（如磁朱丸）
安神，如同女娲补天。也可以应用温胆汤。

附方

磁朱丸：磁石　朱砂　六神曲

温胆汤：枳实　竹茹　半夏　陈皮　茯
苓　甘草　生姜　大枣

忽搐搦　痫病然

痫病常表现为忽然手足抽掣，猝然仆

倒,丧失意识。由于其病忽作忽止,病有间断,故称为痫病。

五畜状　吐痰涎

痫病发作时的叫喊,类似五畜的叫声,病发于肺如犬吠,病发于肝如羊嘶,病发于心如马鸣,病发于脾如牛吼,病发于肾如猪叫。每次发作必然吐白沫。

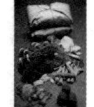

有生病　历岁年

有部分痫病为先天所得,是因胎儿时在母腹中受惊而成病。可用温胆汤或磁朱丸治疗。

火气亢　芦荟平

属于火气亢盛的,必须用大苦大寒之剂降火,可选当归龙荟丸。

附方

当归龙荟丸：当归　龙胆草　栀子仁　黄柏　黄连　黄芩　大黄　芦荟　青黛　木香　麝香

痰积痼　丹矾穿

如果属于痰积，顽固难治，可用丹矾丸通心络，导痰排痰。

附方

丹矾丸：黄丹　白矾

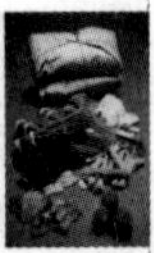

三症本　厥阴愆

以上治法，时下的医生习用而没有疗效，是由于他们未必知道这三种病症的病因在于厥阴。

体用变　标本迁

随着体质的变化，治疗的先后缓急也要

相应灵活变化。

伏其主　所因先

若要消除其主要症状，先要认识到其病因之所在，从本而治。

收散互　逆从连

根据病机的不同，或用收敛的治法，或用疏散的治法，或二者同时兼用，或逆治，或从治，都要依照有利于疾病治疗的要求而随机应变。

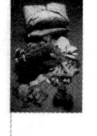

和中气　妙转旋

巧妙灵活运用各种治法，调和中焦脾胃之气，如肝强克脾，疏肝抑肝效果不理想，可反过来健脾，使脾强健，足以制肝，使阴阳恢复和平。

悟到此　治立瘥

能够领悟到这一层道理,治疗此病则可能取得较好的疗效。

五淋癃闭赤白浊遗精第十八

五淋病　皆热结

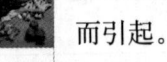

淋症多表现为小便疼痛短频、排出不畅、尿后滴沥不尽,这都是湿热蕴结于膀胱而引起。

膏石劳　气与血

除上条淋症共同的症状外,五淋各有自己的特点:石淋,是尿中挟带有沙石;膏淋是小便混浊色白,如米泔水,甚至稠如膏脂;劳淋是由劳伤过度而得,也常因过劳复发;气淋是气滞不通引发,表现为脐下闷痛;血淋是瘀血停蓄而得，常表现为小便时痛如刀割。

五淋汤　是秘诀

五淋汤可以治疗各种淋症。治石淋用五淋汤送服发灰、滑石、石首鱼头内的石头（研末）；治疗膏淋，合用萆薢分清饮；治疗气淋，加荆芥、香附、生麦芽，不愈再加升麻或用吐法；治疗劳淋，合用补中益气汤；治疗血淋，加牛膝、郁金、桃仁，再加麝香少许温服。

附方

五淋汤：赤茯苓　白芍　栀子　当归细甘草

败精淋　加味啜

治疗败精淋，可用五淋汤加萆薢、石菖蒲、菟丝子以疏导。

外冷淋　肾气咽

　　五淋之外还有冷淋，其症状是怕冷畏寒，好喝热汤，宜于以盐水送服加味肾气丸（《金匮要略》肾气丸）。

点滴无　名癃闭

　　癃闭是小便点滴难出，甚至不通，和五淋的尿频、尿短、涩滞不同。

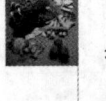

气道调　江河决

　　宜用五淋汤加化气的药物调理气机，气调则排尿通畅，可引《孟子》中"若决江河，沛然莫之能御也"一句作比；或者吞服滋肾丸，也常常有效。

附方

滋肾丸：黄柏　知母　肉桂

上窍通　下窍泄

只有上窍通畅了，下窍才能泄出，比如水壶，闭塞上面的孔窍则水不易出，放开此孔则水自通。可服补中益气汤，配合用手探吐的方法开上窍。

附方

补中益气汤：炙黄芪　人参　白术　当归　炙甘草　陈皮　升麻　柴胡

外窍开　水源凿

以发汗法开启汗孔，就可宣肺以利水，如同开凿了水的上源。可用五淋汤加麻黄、杏仁。如在夏月不宜用麻黄，可用紫苏叶、防风、杏仁各等份水煎，服药后盖被保温，使患者出微汗，小便可通。若是患者体虚，用人参、麻黄水煎服。

分利多　医便错

如果只是一味地通利小便，而不灵活地运用以上治法，可能会越治小便越不通。

浊又殊　窍道别

尿浊与淋症又不一样，淋症病在尿道，尿浊病在精窍。

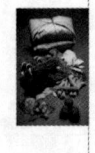

前饮投　精愈涸

若用前面的五淋汤之类治疗尿浊症，越利水则肾越虚。

肾套谈　理脾恪

治疗尿浊，如果只用治肾的那些套药，不会有效，应当恪守理脾的治法。

分清饮　佐黄柏

治疗尿浊可用萆薢分清饮加苍术、白术,再加黄柏苦以燥湿,寒以除热。

附方

萆薢分清饮:川萆薢　益智仁　乌药
石菖蒲

心肾方　随补缀

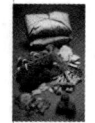

六味地黄汤(六味地黄丸改汤剂)、八味地黄汤(《金匮要略》肾气丸改汤剂)或丸加龙骨、牡蛎,属于肾经的药。四君子汤加远志,属于心经的药。这些从心肾论治的方药,可与萆薢分清饮间服,作为点缀补充。

附方

四君子汤:党参　白术　茯苓　甘草

若遗精　另有设

若是说到遗精，则与尿浊病又不一样，另有其病因病机。

有梦遗　龙胆折

在做梦时遗精，是因相火过旺，魂不内守。可用龙胆泻肝汤送下五倍子丸，折其热势。

附方

龙胆泻肝汤：龙胆草　黄芩　栀子　泽泻　木通　车前子　当归　甘草　生地黄　柴胡

五倍子丸：五倍子　茯苓

无梦遗　十全设

不因做梦而遗精，是肾气虚不能固摄精液，宜用十全大补汤补气，加龙骨、牡蛎、莲须、五味子固精涩精,再以黄柏清热,做成丸剂经常服用。

附方

十全大补汤:人参　肉桂　川芎　地黄
茯苓　白术　炙甘草　黄芪　当归　白芍

坎离交　亦不切

现在的医生遇到梦中遗精,就认为是心肾不交,用茯神、远志、莲子、酸枣仁之类组成一些套方,未能切中病情。

疝气第十九

疝任病　归厥阴

疝气多属任脉为病,朱丹溪治疝多从厥阴肝经入手。

寒筋水　气血寻

疝气分为寒疝、水疝、筋疝、气疝、血疝。

狐出入　癫顽麻

狐疝的特点是，卧倒则疝可回腹内，站立则又出来，如同狐狸出没。癫疝的特征是疝大如升斗，麻木而不痛。

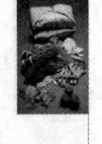

专治气　景岳箴

张景岳认为疝气病在气，寒有寒气，热有热气，湿有湿气，逆有逆气，主张调理气机，治疗各种疝气都兼用理气药。

五苓散　加减斟

用五苓散随症状加减，可治疝气。如《名医别录》加川楝子、木通、橘核、木香，通治各种疝气。

附方

五苓散：猪苓　泽泻　茯苓　肉桂　白术

茴香料　著医林

三层茴香丸治久疝，在医界早有盛名。有的疝气虽然病久体大，也可以消散。

附方

三层茴香丸：大茴香　川楝子　沙参木香

痛不已　须洗淋

如果疝气肿痛不止，可用洗方治疗。《千金翼方》用雄黄、矾石、甘草一尺，水一斗，煮取，洗患处，有良效。

附方

《千金翼方》洗方：雄黄末　矾石　甘草

痰饮第二十

痰饮源　水气作

痰饮发生的根源，是水液代谢输布失常而聚集，受阳热煎熬则稠，而成为痰；被阴寒凝聚则稀，而成为饮。

燥湿分　治痰略

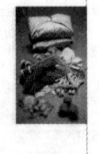

将痰分为燥痰和湿痰，是治痰的要略。治燥痰宜润肺，治湿痰宜温脾。

四饮名　宜斟酌

关于四饮的名称，可以参考《金匮要略》的说法：其人平素胖而现在瘦，水走肠间，沥沥有声，称为"痰饮"。饮水后水流于胁下，咳嗽吐痰牵引作痛，称为"悬饮"。水液流行，停于四肢，应当汗出而不汗出，身体疼重，称为"溢饮"。咳嗽气逆，气短不得平卧，倚着床喘息,面目浮肿,谓之"支饮"。

参五脏　细量度

以上四饮并不能说尽饮邪所导致的疾病,还要考虑五脏与饮邪的关系,凡是五脏有偏虚之处,常是饮邪停留之处。水停在心,心下硬满,悸动如筑杵捣物,厌水不想喝。水停在肺,吐涎沫,想要喝水。水停在脾,少气身重。水停在肝,胀满如有物支撑,咳嗽或喷嚏常会牵引胁痛。水停在肾,心下悸动。

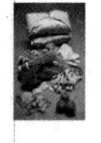

补和攻　视强弱

治疗痰饮,可补、可攻、可和,应当根据具体病情,并观察患者身体的强弱而辨证施治。

十六方　各齧齧

《金匮要略》及《外台秘要》中治疗痰饮的方子共十六首:苓桂术甘汤、肾气丸、甘遂半夏汤、十枣汤、大青龙汤、小青龙汤、木防己汤、木防己加茯苓芒硝汤、泽泻汤、厚朴大黄汤、葶苈大枣泻肺汤、小半夏汤、己椒葶苈丸、小半夏加茯苓汤、五苓散、《外台秘要》茯苓饮,用之得当都有可靠的疗效。

附方

甘遂半夏汤:甘遂　半夏　芍药　甘草

木防己汤:木防己　石膏　桂枝　人参

木防己汤去石膏加茯苓芒硝汤:木防己　桂枝　茯苓　人参　芒硝

泽泻汤:泽泻　白术

厚朴大黄汤:厚朴　大黄　枳实

小半夏汤:半夏　生姜

己椒苈黄丸:防己　椒目　葶苈子　大

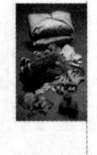

黄

　　《外台秘要》茯苓饮：茯苓　人参　白术
橘皮　生姜

温药和　博返约

　　治疗痰饮的方子虽然较多，但若由博返约，一言以蔽之，当推《金匮要略》中"病痰饮者，当以温药和之"一句。考察治疗痰饮的名方，如苓桂术甘汤、肾气丸、小半夏汤、五苓散之类，都属于以温药为主的组方。即使是攻逐水饮的方子，也内寓温和之意。而攻下的治法，不过是一时之权宜，始终不可脱离温药和之的要旨。

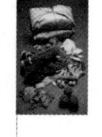

阴霾除　阳光灼

　　饮为阴邪，治疗饮邪必用温药温化，如同艳阳高照，阴霾方能退散。可常用人参、茯苓、白术、附子。

滋润流　时医错

治疗饮邪的方子中若杂以地黄、麦冬、五味子等滋润药,则不免助其阴邪,不易救治。

真武汤　水归壑

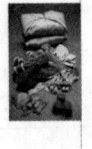

真武汤方中以茯苓导水,白术制水,生姜行水,白芍之酸苦以泄水,并得肾经之药附子,可以使水归于正道。

白散方　窥秘钥

从《三因极一病证方论》白散的组方之意,可以看出治疗痰饮的秘钥,喻嘉言对此解释得很是详细。见于《医门法律·中风门》。

附方

《三因极一病证方论》白散:滑石　半夏　附子

消渴第二十一

消渴症　津液干

消渴症以津液干涸为特征。口渴突出的是上消,用白虎加人参汤,益气生津。易饥多食突出的是中消,用调胃承气汤泻胃火。小便多而频,混浊如脂膏的为下消,用《金匮要略》肾气丸补肾固精。而赵养葵在治法上有所变化。

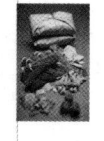

七味饮　一服安

赵养葵治消渴主张不必强分上、中、下三消,可用七味饮,即六味地黄丸料一斤、肉桂、五味子,水煎六七碗通治消渴症,只要患者表现为大渴、大燥,即可随意饮服。

附方

七味饮:肉桂　五味子　干地黄　山药

山茱萸　泽泻　茯苓　牡丹皮

金匮法　别三般

《金匮要略》将消渴分为三型。一是多食口渴的,主要从手太阳小肠与足太阳膀胱论治。二是喝多少水排多少小便的,主要从少阴肾论治。三是不能进食而火气上冲的,主要从厥阴肝论治。

二阳病　治多端

消渴多因二阳经为病,根据不同情况,而有多种治法。过度劳损耗伤正气,郁而为热的,可用炙甘草汤扶助正气。热气蒸胸的,可用人参白虎汤益气生津。胃火偏盛,饭量大消化快,大便燥坚的,宜用麻仁丸加甘草、人参、当归,妙在滋养阴液之中兼有攻坚之效。

少阴病　肾气寒

上中下三消中，上中二消属热，下消属寒，因其喝多少水，排多少尿，由此可知少阳肾阳虚气寒，不能气化，故用肾气丸温阳化气。

厥阴症　乌梅丸

消渴属于厥阴证的，可用乌梅丸治疗。乌梅丸甘缓辛散苦降酸收并用，切合厥阴肝的本性，所以此丸为厥阴症之总剂。治疗消渴除此丸外，都不用苦药，以避免苦燥化火。

变通妙　燥热餐

治疗消渴要因症变通，燥热药也可以应用。如脾与肺病变，水津下行而不能上输，因此发生消渴。针对病因用燥脾的药健脾，恢复其运行水液的正常功能，水津上承则不渴。可用理中丸汤倍加白术燥脾运津,再加栝楼根生津止渴。

伤寒瘟疫第二十二

伤寒病　极变迁

伤寒是外感病的统称。伤寒病变化多端,或表现为三阳病,或表现为三阴病,或者寒化,或者热化,还有转属他经、合并他经之病等不同的变化。

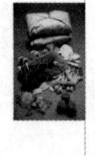

六经法　有真传

六经辨证的方法,其真传在《伤寒论》中。足太阳膀胱属寒水,其经主表,《伤寒论》太阳篇中有发汗的多种方法。足阳明胃经属燥金,其经主里,《伤寒论》阳明篇有多种攻里的方法。足少阳胆经内藏相火,其经居于表里之分界,是阳经之枢,《伤寒论》少阳篇中提出了和解的多种方法。足太阴脾经属湿土，纯阴而主寒，《伤寒论》太阴篇中有数种温补的方法。手少阴心经内藏君火，其病分标本寒热，变化不定，故称为"阴枢"，《伤寒论》少阳篇中寒热二法并立。足厥阴肝经属风木，木中有火而主热，《伤寒论》厥阴篇有清火的各种方法。

头项痛　太阳编

太阳、少阳、阳明三阳经都主表，而太阳为表中之表。《伤寒论》太阳篇中以"头痛、项强、发热、恶寒"作为太阳病的提纲，有汗的宜用桂枝汤，无汗的宜用麻黄汤。

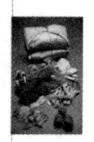

附方

麻黄汤：麻黄　桂枝　杏仁　甘草

胃家实　阳明编

足阳明胃经为表中之里，主里实证，宜

于根据不同情况,分别选择大承气汤、调胃承气汤、小承气汤攻下。《伤寒论》阳明篇以"胃家实"为提纲。

附方

大承气汤:大黄　厚朴　枳实　芒硝

调胃承气汤:大黄　炙甘草　芒硝

小承气汤:大黄　厚朴　枳实

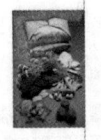

眩苦呕　少阳编

《伤寒论》少阳篇以"口苦、咽干、目眩"作为少阳病的提纲。足少阳胆经居于太阳阳明之交界,转枢开合,称为"阳枢",多寒热相杂之病。若是寒热往来,表现为胸胁满烦,宜用大柴胡汤或小柴胡汤。若是寒热互搏于中焦,表现为呕吐腹痛,宜用黄连汤。心下痞满,呕吐上逆的,宜用半夏泻心汤。邪气格拒,饮食不下,宜用干姜黄连人参汤。若病邪入于胆腑,影响到脾脏,表现为腹泻的,宜用黄芩汤。若是邪气上逆于胃,腹泻又兼呕吐,宜用黄芩加半夏生姜汤。

附方

大柴胡汤:柴胡 半夏 黄芩 芍药 枳实 生姜 大枣 大黄

黄连汤:半夏 桂枝 干姜 人参 甘草 黄连 大枣

半夏泻心汤:半夏 黄芩 干姜 人参 甘草 黄连 大枣

干姜黄连人参汤:黄芩 干姜 人参 甘草 黄连

黄芩汤:黄芩 芍药 甘草 大枣

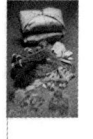

吐利痛 太阴编

《伤寒论》太阴篇中以"腹中满、吐食、自利不渴、手足自温、腹时痛"为太阴病的提纲。这是由于太阴属湿土,是纯阴之脏,表现为寒的多,表现为热的少,所以太阴经主

111

寒证,宜用理中汤、四逆汤温中。

附方

四逆汤:炙甘草　干姜　附子

但欲寐　少阴编

《伤寒论》以"脉微细、但欲寐"为少阴病提纲。手少阴心经居于太阴、厥阴之交界,开合转枢,称为"阴枢",可以寒化也可以热化。少阴寒化证用麻黄附子细辛汤、麻黄附子甘草汤及白通汤、通脉四逆汤。少阴热化证用猪苓汤、黄连鸡子黄汤及大承气汤。

附方

白通汤:干姜　附子　葱白

通脉四逆汤:干姜　炙甘草　附子

吐蛔渴　厥阴编

《伤寒论》厥阴篇中以"消渴、气上冲心、心中疼热、饥不欲食、食则吐蛔、下之利不

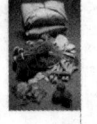

止"为提纲。可用乌梅丸为主治疗。腹泻严重，口渴多饮水的，以白头翁汤为主治疗。

附方

白头翁汤：白头翁　黄连　黄柏　秦皮

长沙论　叹高坚

张仲景对伤寒病的论述，高超深奥，难以穷研，正如颜渊对孔子学术所发的感叹："仰之弥高，钻之弥坚。"

存津液　是真诠

保存津液是《伤寒论》全书的宗旨，善于读书者，当于无字之处读出要旨。如桂枝汤，是以甘温解肌来保养津液；承气汤急速攻下，不使邪火灼阴，也是滋养阴液。推而广之，理中汤、五苓散，必啜粥饮，小柴胡汤、吴茱萸汤皆用人参益气生津，哪一个不是养液之法呢？

汗吐下 温清悬

对伤寒的治疗，要根据邪气的所在部位与寒热性质，区别对待。邪气在表宜于发汗，在胸膈的适合催吐，在里的宜于攻下。属于寒的用温法，属于热的用清法。

补贵当 方而圆

对于虚证宜补，而要恰当运用。补法再加上前条所述五法，共为六法。《伤寒论》中既有定法成方，又强调灵活加减运用。

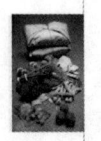

规矩废 甚于今

自从晋代王叔和之后，注解研究《伤寒论》的医家虽然错误颇多，但还是正误参半，而至今竟不知《伤寒论》为何物，仲景所立的规矩都被废弃了。

二陈尚　九味寻

许多人推崇二陈汤为发汗平稳之剂,不知此方温燥,能滞留邪气生热。又有人认为九味羌活汤比麻黄汤、桂枝汤稳妥,而不知此方中有黄芩、生地黄,药性苦寒,服后不能发汗,或许陷入少阴,变成脉沉细,但欲寐之证。

附方

九味羌活汤:羌活　防风　苍术　细辛川芎　白芷　黄芩　甘草　地黄

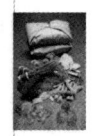

香苏外　平胃临

香苏饮的药力薄弱,不能将邪气全部驱逐出去,余下的可能邪气传到别处,导致多种病变。平胃散属于燥湿消导之类的方子,不能发汗祛邪。

汗源涸　耗真阴

发汗过度，会使汗源枯涸，耗损真阴。桂枝汤中用酸味的芍药及服药后喝粥，都是滋阴液来救汗源。麻黄汤用甘缓的甘草之意，也是保阴津以救汗源。

邪传变　病日深

以上伤津等误治，常会导致邪气传变，成为逆症、坏症、过经不愈之证，病情日益深重。

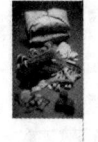

目击者　实痛心

病人死于疾病的少，死于误治的多。今天学医的人先学能说会道，既以误治害人，又从医药获利。看到这种情况，实在令人痛心。

医医法　脑后针

想要治疗病人应当首先整治医生,整治一位医生便可救千万人,整治千万医生便可救天下后世无数人。所以应该在医者脑后痛下一针。

若瘟疫　治相佯

对于瘟疫的辨证治疗,与伤寒相似。感受四时不正之气及某地方的异气、病人秽气而成为瘟疫。虽然有从经络侵入、从口鼻进入的区别,而辨证仍要以六经为根据。

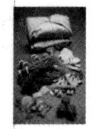

通圣散　两解求

防风通圣散发表通里,兼顾表里,即使病的初期未必有内实证,而方子中的芒硝、大黄,别有妙用,从来没有陷邪入里的弊病。适应在温病初起时运用。

附方

防风通圣散：防风　川芎　当归　芍药

大黄　芒硝　连翘　薄荷　麻黄　石膏

桔梗　黄芩　白术　栀子　荆芥穗　滑石

甘草　生姜

六法备　汗为尤

汗、吐、下、温、清、补，为治疗伤寒的六种治法。六法中尤以汗法为关键，因为瘟疫得汗则生，不得汗则死。《伤寒论》中运用吐、下、温、清、补诸法的目的，都是为了发汗祛邪。

达原饮　昧其由

明代医家吴又可认为瘟疫邪在膜原，所以创制达原饮为治疗瘟疫的主要方剂。

附方

达原饮：槟榔　厚朴　知母　芍药　黄

芩　草果　甘草

司命者　勿逐流

为医者事关人之生死,切不可随波逐流。应当熟读仲景著作并且勤于临证,如此则自有定识。

妇人经产杂病第二十三

妇人病　四物良

治疗妇人病,四物汤是良好的方剂,不论产前产后,都可以用四物汤加减变化治疗。

附方

四物汤:当归　熟地黄　白芍　川芎

月信准　体自康

月经一月一至,不提前错后,是为月经

119

调和,如此则身体自然健康。

渐早至 药宜凉

如果月经逐渐提前,那么属于有热,宜用凉性药清热,可选四物汤加续断、地榆、黄芩、黄连之类。

渐迟至 重桂姜

相反如果月经逐渐推迟的,属于有寒,宜用温热药治疗,可选四物汤加干姜、肉桂之类;病重的加附子。

错杂至 气血伤

至于月经或早或迟,周期不规则,则是气血亏虚而致经期紊乱,宜选用四物汤加人参、白术、黄芪之类。

归脾法 主二阳

由于思虑过度,劳伤心脾,心脾两虚,月经不来,应当用归脾汤调心脾。

兼郁结 逍遥长

如果兼有肝郁气结,可以用加味逍遥散,以疏肝健脾调经。

附方

逍遥散:当归 白芍 柴胡 白术 甘草 薄荷 茯苓

种子者 即此详

想要受孕则必须调经,通常用归脾汤治其病原,用逍遥散治其兼症。唯有肥胖难孕者,另用二陈汤加川芎、香附,制成丸剂服用。

经闭塞　禁地黄

血瘀引起的闭经，小腹胀痛，与心脾两虚的闭经不同。虽然四物汤为妇科通用，但是血瘀闭经为实证，而地黄性濡滞，有碍血行，应当减去。可加醋炒大黄、桂枝、桃仁以活血通瘀。

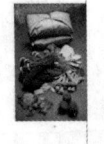

孕三月　六君尝

怀孕三月之内，常有呕吐、不食的表现，称为"恶阻"。宜用六君子汤和胃止呕。

安胎法　寒热商

安胎的方法，应当辨明寒热。以四物汤去川芎为基础方，属热者加黄芩、白术、续断；属寒者加艾叶、阿胶、杜仲、白术。

难产者　保生方

防治横生、倒产、羊水早破、交骨不开等，宜用保生无忧散。

附方

保生无忧散：当归　川贝母　黄芪　艾叶　白芍　菟丝子　厚朴　荆芥穗　枳壳　川芎　羌活　甘草

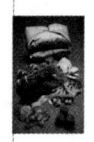

开交骨　归芎乡

交骨不开的原因是阴虚，宜用加味芎归汤。

附方

加味归芎汤：川芎　当归身　龟板

血大下　补血汤

生产时大出血，引起难产，宜用当归补血汤，加附子。气旺则血可速生，且气旺而推送有力,加附子意在取其起效迅速,加酒的用意是取酒的辛散疾行之性,促使黄芪、当归快速发挥益气补血的作用。

附方

当归补血汤:当归　炙黄芪

脚小指　艾火炀

治疗横生难产,可以用艾火灸右脚小趾尖的至阴穴。唐代医生张文仲曾用此法,取得良效。

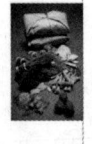

胎衣阻　失笑匡

产后胎盘不下,宜以醋汤送失笑散胞衣即下。

产后病　生化将

产后病如果是由于停瘀导致,可用生化汤加减治疗。若不是由于停瘀导致,则不宜应用。

附方

生化汤：当归　川芎　干姜　桃仁　甘草

合诸说　俱平常

纵观以上诸说，都是平常沿用的套法，治疗轻病可愈，重病则疗效不好。

资顾问　亦勿忘

以上的治法可供参考，也应当掌握。

精而密　长沙室

张仲景《金匮要略》中治疗妇人病的论述，义理精深，法度谨严。详见《金匮要略》中"妇人妊娠病脉证并治第二十""妇人产后病脉证并治二十一""妇人杂病脉证并治第二十二"等篇。

妊娠篇　丸散七

《金匮要略》中"妇人妊娠病脉证并治第二十"篇共十首方子，丸剂和散剂占七首，汤剂占三首。汤剂的作用是推荡扫荡，作用迅速峻猛。妊娠期间以安胎为主，攻补都不宜急骤，故适用丸散剂，以缓和起效。

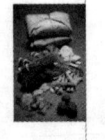

桂枝汤　列第一

桂枝汤列为妇科第一方，足以警醒千百庸医，因他们只知道桂枝汤是治疗伤寒的首方，而不知此汤用于表证可以解肌和营卫，用于里证可以化气调阴阳。如妊娠初期，阴脉弱小，可用桂枝汤，方中以芍药一味固其阴气，使不得上溢。以桂枝、生姜、甘草、大枣扶上焦的阳气，而和其胃气，上焦的阳气充足，则能防御相侵之阴气。

附半姜　功超轶

附子、半夏、干姜用于安胎,功效超群。附子可以补命门之火来保胎,半夏是和胃气来安胎,干姜温暖脾土,使胎易于生长。

内十方　皆法律

《金匮要略》"妇人妊娠病脉证并治第二十"篇中的十首方剂,可作为治疗妊娠病的准则。桂枝汤治妊娠时脾胃不和。附子汤治腹痛,少腹有冷感。茯苓桂枝丸治本有癥瘕,受孕三月余淋漓出血。当归芍药散治怀孕腹中绞痛。干姜人参半夏丸治妊娠呕吐不止。当归贝母苦参丸治妊娠小便不利。当归散宜于妊娠常服,白术散妊娠养胎。方方超妙,用之如神。

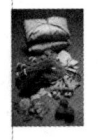

附方

附子汤:附子　茯苓　人参　白术　芍

药

茯苓桂枝丸：桂枝　茯苓　芍药　牡丹皮　桃仁

当归芍药散：当归　芍药　茯苓　泽泻　白术　川芎

干姜人参半夏丸：干姜　人参　半夏

当归散：当归　黄芩　芍药　川芎　白术

白术散：白术　川芎　川椒　牡蛎

产后篇　有神术

《金匮要略》"妇人产后病脉证并治第二十一"篇内共列九方，蕴含神妙的医术。

小柴胡　首特笔

妊娠病是以桂枝汤为第一方，而产后病以小柴胡汤为第一方。新产妇女常有三种病：一是痉病，二是郁冒，三是大便困难。产妇郁冒,脉微弱,呕吐不能进食,大便反硬,只是头部出汗的,可用小柴胡汤为主治疗。

竹叶汤　风痉疾

竹叶汤治疗产后中风,发为痉症。而庸医对于此症,却用生化汤加干姜、桂枝、荆芥、益母草之类,误治了许多人。

附方

竹叶汤:鲜竹叶　葛根　防风　桔梗桂枝　人参　附子　甘草　大枣　生姜

阳旦汤　功与匹

阳旦汤治疗产后中风发为痉症的功效与竹叶汤相当。风乘火势,火借风威,灼热伤筋而成痉病的,宜用竹叶汤。若病延数日,恶寒症状仍然存在,则为感受风寒,宜用阳旦汤。二汤为一热一寒的对子。

附方

阳旦汤:桂枝　芍药　甘草　生姜　黄芩

腹痛条　须详悉

有关腹痛的条文,必须熟悉,以下八句,都是讲述腹痛不同,相应用方异。

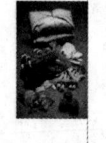

羊肉汤　疗痛谥

血虚内寒的腹痛,特点为绵绵作痛,可用当归生姜羊肉汤补血温阳止痛。

痛满烦　求枳实

腹满心烦不得卧,属于里实证,宜用麦粥送服枳实芍药散理气缓急止痛,兼和胃气。

附方

枳实芍药散:枳实　芍药

着脐痛 下瘀吉

疼痛固定在脐周,是腹中有瘀血,宜用下瘀血汤化瘀止痛。

附方

下瘀血汤:大黄 桃仁 䗪虫

痛而烦 里热窒

产后小腹痛而大便不通,下午烦躁说胡话,是为里热聚集,而不是瘀血。《金匮要略》用大承气汤攻下瘀热。

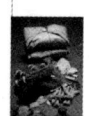

攻凉施 毋固必

对于产后病,要根据病情,当攻下则攻下,当清热则清热,不要固守产后多虚的教条。

杂病门　还熟读

对《金匮要略》中"妇人杂病脉证并治第二十二"篇要熟读。《金匮要略》中指出：妇女的病，以"因虚""积冷""结气"六字为纲，虽到后来千变万化，而终不能脱离阴阳虚实。

二十方　效俱速

《金匮要略》中"妇人杂病脉证并治第二十二"篇中共有二十首方子，效果都很迅速。

随证详　难悉录

这些方子的适应证，《金匮要略》中说得很明白，就不在此重复了。

唯温经　带下服

只有其中温经汤，经过加减变化，可以

统治多种妇科病，如十二症、九痛、七害、五伤、三痼等。

附方

温经汤：吴茱萸　当归　芍药　川芎　人参　桂枝　阿胶　牡丹皮　生姜　甘草　半夏　麦冬

甘麦汤　脏躁服

《金匮要略》中的甘麦大枣汤，适合患脏躁症（多表现为悲闷欲哭，精神失常，神情疲惫，哈欠连作等）的妇女服用。

附方

甘麦大枣汤：甘草　小麦　大枣

药到咽　效可卜

如果按辨证服药，疗效是可以预期的。

道中人　须造福

我们作为医道中的人，应当为病人造福。

小儿第二十四

小儿病　多伤寒

小儿患病，以伤寒为多见。俗医所说的惊风多是此病。

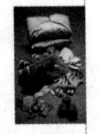

稚阳体　邪易干

小儿年幼，属于稚阳之体，容易受邪气侵扰。

凡发热　太阳观

凡是小儿表现为发热的，多可以视为太阳病。太阳病有头痛、项强、发热、恶寒等症状,而小儿不能自己表达,只有发热可以扪知。

热未已　变多端

小儿发热不止,可以引发多种病变,如头摇手动、脚挛急、脊强背反等,开始可用桂枝汤。如果错失时机,可能变成痉症。对于痉症,无汗用桂枝加葛根汤,有汗用桂枝加栝楼根汤。如果寒热往来,呕吐,以桂枝汤配合小柴胡汤,或单用小柴胡汤。

太阳外　仔细看

如果疾病的进展已经超出太阳病之外,要仔细诊察。

遵法治　危而安

如果遵从六经提纲之法而结合临床具体病情辨证治病,可以转危为安。

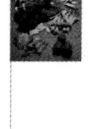

若吐泻 求太阴

若是出现吐食，腹泻或腹痛，不渴等症状，可以按太阴病诊疗，以理中汤为主方。

吐泻甚 变风淫

吐泻不止，则脾土虚而肝木来乘，四肢抽搐挛急，成为风淫之证。

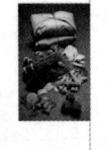

慢脾说 即此寻

关于慢脾风的问题，即可以由此探讨。通常认为慢脾风多为死证，而不知即是太阴伤寒。如呕吐泄泻后，冷汗不止，手足厥逆，用理中汤加入附子，或者用通脉四逆汤、白通汤作为辅佐——这是太阴而兼少阴的治法。如是吐泻手足厥冷、烦躁欲死、不吐食而吐涎沫，服理中汤无效，宜加用吴茱萸汤作为辅佐——此为太阴而兼厥阴的治法。

阴阳证　二太擒

　　属于太阳、少阳、阳明三阳经的病，主要从太阳经治疗；属于太阴、少阴、厥阴三阴的病，主要从太阴治疗——此为擒贼先擒王的手段。

千古秘　理蕴深

　　这是古代传下的秘诀，蕴含很深的道理。

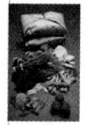

即痘疹　此传心

　　即使是痘疹之类的疾病，也可以参照上述方法辨证，灵活运用经方治疗。

谁同志　度金针

　　不知有哪些同道，能够将这类珍贵的治疗经验传递下去。